I0704670

Datos de autor: 1° edición 2022 © derechos
de edición y autor reservados. Verónica Lara
Atache PT516429671.veronica.lara@
mercurynatur.com www.mercurynatur.com
hello@mercurynatur.com © Mercury
Natur Diseño de edición equipo de
Mercury Natur ISBN:9798369741801.
Independently published. Cualquier
forma de reproducción, distribución,
comunicación pública o transformada
de esta obra sólo puede se realizada con
autorización de su titular.

Agradecimientos

Dedico este libro a todos los pacientes que he conocido, sus experiencias y sus limitaciones me han aportado grandes y valiosos conocimientos. Sus vivencias han sido de gran valor para las mías y han enriquecido mi vida de una forma que ni ellos mismos quizás lo han podido imaginar.

Te invito a descubrir que si puedes decir:

"Adiós a la celulitis"
Good Bye forever

Adiós celulitis
Tratado terapéutico clínico no invasivo

Dra. Verónica Lara Atache

Ediciones Mercury Natur

Prologo

Hace años he querido escribir acerca del cupping o ventosas, descubrí este método terapéutico por mi misma y quería transmitirlo en algún momento. Pasaron los años y mientras me dedicaba cada vez más a la investigación en las enfermedades crónicas y a la clínica diaria con mis pacientes, no pensaba en ello. Era una técnica personal, descubierta por mi misma. No recuerdo haber tenido información de ella hasta que visité China, allí descubrí que también la aplicaban para similares fines.

Me sentí como José Arcadio Buendía, en la historia de cien años de soledad de Gabriel García Márquez, descubriendo aspectos del planeta tierra y llegando a conclusiones del mismo, sin saber que otras personas habían llegado a las mismas conclusiones en otras partes del mundo. La técnica con ventosa la consideraba "tan mía" y "tan sencilla" que no le di importancia a la hora de expandirla y enseñarla. Con los años fui consciente de la importancia que tenía, observaba en la piel, la sonrisa y la salud de mis pacientes, esa alegría de sentirse cómodas y ligeras con sus cuerpos. Mirarse al espejo y observar lo bonita y especial que iba quedando su piel en tan poco tiempo era una evidencia científica que la terapia cupping funcionaba radicalmente.

Su procedimiento no es agresivo y su inversión no supone elevados costos económicos y lo mejor de todo es tener la evidencia clínica de confirmar que no es un imposible erradicarla de nuestra piel.

Introducción

Con más de 20 años de experiencia en la medicina, me he topado con innumerables personas e innumerables enfermedades. En un gran porcentaje muchas enfermedades que he conocido han sido producto de la mala alimentación, el restante de ellas a estados emocionales desequilibrados y otro porcentaje de ellas a la genética.

Este libro es producto de un tratamiento que comencé a realizar por intuición pura, pero que luego descubrí que en los países oriéntales como china también se aplicaba en ciertas patologías y tratamientos estéticos. Aun así, mi método descubierto lo consideraba tan mío debido a haberlo descubierto y experimentado sin saber que algo similar existía en ese momento, lo descubrí y lo experimente día a día con efectos tan asombrosos en apenas poco tiempo de tratamiento, que las pacientes se beneficiaban de mi descubrimiento y a mí me encantaba ayudarlas.

Os comento que una de las cosas que hace que una mujer se sienta bien consigo misma es cuando se ve y se gusta, y esto me agradaba verlo en sus caras. He colaborado en aportar un cambio a la vida de muchas mujeres empleando sobre ellas una técnica de tratamiento que implica quererse y cuidarse, sentirse y aceptarse tal y como son. No es una aceptación pasiva, sino una aceptación activa que implica una transformación constante. Era importante para mí y para ellas que se diesen cuenta que sus cuerpos se adaptan al entorno y a sus vivencias internas y esto es importante que se auto-descubra personalmente.

Recuerdo el caso de una paciente con fuertes migrañas que en terapia expresó no sentirse cómoda con su cuerpo físico, su cuerpo había sufrido una transformación a lo largo de los años y comenzó a notar cada vez más en su piel un aspecto diferente (celulitis) al de antes de tener a sus hijos.

Recuerdo que elegí para ella tratar aquello que la hacía encontrarse más triste, y aunque su motivo de consulta era un dolor de cabeza le sugerí comenzar a tratar y abordar este de otra forma, una forma diferente y explorativa y comencé a realizar el tratamiento cupping, un tratamiento que le ayudaría a sentirse mejor.

En poco tiempo y a medida que su piel se transformaba y comenzaba a cambiar su apariencia, esta amable mujer sin apenas darse cuenta comenzaba a encontrarse mejor con su dolor de cabeza, pero la mayor felicidad advino con el aspecto de su piel, esa supero a la primera. Te invito a descubrir que en menos tiempo del que estás pensando tu sonrisa será lo que más veas reflejada en tu espejo.

Cada día surgen células nuevas, hagamos posible que las nuevas reciban otra información diferente, no igual a la célula nociva y cansada que guarda una memoria repetitiva y constante de estrés e intoxicación. La juventud debe ser para siempre, intentemos llevarla en nuestro interior y que se replique por millones para nuestro bien. Si algo es bueno, por qué no continuar mereciéndolo, si algo es sano por qué no compartirlo y quererlo tanto para mí como para otros.

Contenido

CAPÍTULO 1.
¿POR QUÉ TENEMOS CELULITIS?

CAPÍTULO 2.
HISTORIA DEL CUPPING –VENTOSA

Capítulo 1. Por qué tenemos celulitis

Genética

Comenzaré escribiendo acerca de este fenómeno llamado genética que se encuentra en el pensamiento, la comunicación y las explicaciones de casi todos los profesionales de la salud, cuando les toca transmitir una información acerca de alguna enfermedad o patología que todavía no terminan de comprender y tratar. Si buscamos en un diccionario médico el nombre de alguna enfermedad, nos daremos cuenta que la gran mayoría de ellas estarán descritas como producto de la "genética".

Hablar de alguna enfermedad genética actualmente es intentar explicar algo que todavía no se comprende exactamente, ni de donde proviene su causa exacta. Se puede hablar de sus signos y síntomas, pero encontrar la causa lleva tiempo y muchas veces merece décadas de investigación… Cuando no se entiende algo en la medicina moderna se dice que es posiblemente un problema genético, y así "nos permitimos todos", darnos una pausa acerca del tema y dejarlo hasta allí… por un tiempo… hasta que alguien capaz y valiente pueda dar una explicación más especifica en el tiempo que resuelva el mayor porcentaje de las dudas de aquel "problema genético" que todavía no llegamos a entender y del cual buscamos respuestas al "¿por qué nos está sucediendo?"… Eso si, cuando algo se llega a descubrir no podríamos dar parte de la explicación como certero completamente, ya que todavía se debe seguir investigando…

Sé que mi entrada a este libro es bastante directa, un poco controvertida, y lo más seguro, no la más esperada en un pequeño libro donde hablaremos de la celulitis.

Pero he allí mi alegría y mi aporte posiblemente controvertido. Mi alegría, porque quiero que sepas que si puedes erradicarla (aunque sea un problema genético) y mi aporte controvertido porque señalo que la gran mayoría de las veces no se le presta la debida atención, y la debida observación a la mejoría de nuestro bienestar y salud de forma real y eficaz.

¿Sabes que la gran mayoría de las enfermedades son consideradas enfermedades genéticas y hereditarias? Podemos enumerar aquí todas, pero no lo vamos a hacer porque sé que tú empezarás a investigar por tú cuenta si lo que en este libro se escribe y se dice tiene coherencia.

Siendo así y considerando que eres una persona que siente que los límites son las metas ya conquistadas, te darás cuenta poco a poco a medida que avanzamos en este pequeño libro que realmente tú, yo, y todos nosotros, somos dueños de nuestra salud, pero también somos los dueños en gran parte de nuestras enfermedades.

Aunque efectivamente heredamos rasgos, debilidades y fortalezas de nuestros ascendientes y nuestro entorno, también esas herencias pueden modificarse e incluso evitarse. Es reconocible que existen muchas enfermedades que se repiten y se transmiten, es decir, tienen un comienzo en un tiempo determinado, que cuando alguna vez se manifiesta esta causa primigenia ha quedado tan en el pasado su origen que encontrar la impronta raíz hasta el día de hoy es un imposible para la mayoría de los científicos modernos. Por ello vamos a enfocarnos en lo del día a día, es decir, ahora mismo, ¿cómo puedo transformar ese efecto genético llamado celulitis que me persigue desde el pasado?

De dónde procede este aspecto de relieves y depresiones que presenta nuestra capa más importante llamada piel. ¿Por qué algunas personas tienen este aspecto en su piel y otras personas ninguna ráfaga de ella?

Antes de empezar a hablar de ello quería recordarte una cosa importante para ir de más a menos, es decir, el más sería ver las cosas en macro, para luego verlas expresadas en micro y así podamos imaginar en nuestro mapa mental estas sencillas explicaciones que luego nos pondrán manos a la obra en el asunto implicado en este tema y por el cual hemos venido a aprender al adquirir este pequeño, pero gran libro, "decirle adiós a la celulitis".

Sabes que existen billones de personas en el mundo y que estas viven en núcleos, regiones y espacios diferenciados por climas, latitudes y modos de vida diferentes, y que también su alimentación se ha diferenciado en décadas, pero que cada vez más, todas estas personas y sus regiones se están asemejando cada vez más en sus formas alimentarias.

Muchos mal llamados alimentos se están esparciendo por el mundo en aviones, barcos y camiones. Llevan y traen paquetes, líquidos y plásticos con sustancias enriquecidas y estabilizadas para que perduren en el tiempo y así poder crear almacenes que brinden una mayor rentabilidad y estabilidad rápida con esas sustancias, asegurándose en este proceso que llegue "estable" y "listo" para aquellos que lo van a consumir, es decir, nosotros.

Aun así, independientemente de cuanto o no esté procesada química e industrialmente la gran mayoría de las cosas que se comen, todavía existen diferenciaciones culturales que nos permitirán descubrir en cierta forma una posible raíz de la celulitis como un efecto genético de nuestra fisiología y no como producto de la mala alimentación...o quizás siga siendo producto de la alimentación…

Solo vamos a comparar como ejemplo un par de culturas diferentes en relación a la alimentación y el sobrepeso. Existen cientos de países y culturas de las cuales no podemos hablar de todas ellas, pero si de las más conocidas en el mundo.

Espero no herir susceptibilidades a la hora de no nombrar la tuya, pero entenderás que no puedo escribir de todas ellas.

Empezaré nombrando a 5 países en donde existen personas muy delgadas, prácticamente toda su población tiene bajo peso y no es porque hagan dietas hipocalóricas o porque se ejerciten con continuidad, si no, porque tienen menos en vez de más. Se encuentran así porque realmente pasan muchas carencias nutritivas.

Estos países son:

- Eritrea
- Burundi
- Timor de este
- Etiopia
- Nigeria

Cuando tienes carencias nutritivas en general, tu peso corporal es bajo, y puede existir baja masa muscular, baja grasa física en general y tú energía física es limitada. Evidentemente en estos países encontraremos menos celulitis en comparación con otros donde abunda más el tener más, sobre todo, cuando ese más tiene que ver con azúcares, cereales refinados y paquetes de cosas que se dicen ser alimentos.

Continuaré nombrando a 5 países en donde existen estudios estadísticos en su población encontrándose con millones de personas con obesidad y en muchos de ellos muy severa. Reconozco que existen muchos países más, pero no podemos enumerarlos todos. En estos países abunda el más, pero el más de harinas refinadas, azúcares y productos envasados.

- Estados unidos.
- México.
- Brasil.
- Alemania.
- China (si, China también) entra en la lista desde que consume alimentos procesados y con la apertura e importación de nuevos productos).

Estas dos comparaciones son simplemente una ilustración del fenómeno que llamaré "menos y más". Te daré un ejemplo biológico ilustrativo: si tengo menos de algo, mi naturaleza estará inclinada a sobrevivir, con lo cual mi naturaleza que tiene su propia inteligencia buscara proteger a aquello que, en mí, necesita ser más protegido.

Si tengo más de algo, mi naturaleza realizará la acción de almacenaje, es decir, aquello que no uso lo guardo, e incluso, puedo ser tan ahorrativo que podría desbordarme en el almacenaje. Si mi cuerpo tiene menos lo poco que se nutrirá dentro de mi ira a parar a los órganos más importantes, eso lo sabrá mi cuerpo, mi biología tiene su propia inteligencia y hará su correcta distribución dejando evidentemente a la piel para el final de la cola de los más necesitados. Si mi organismo tiene lo suficiente, e incluso, si percibe algo que no le sirve en el momento o lo considera algo tóxico intentará hacer almacenaje y ese almacenaje se encuentra en gran parte en las células adiposas de la piel.

Si esta visión ilustrativa os ha servido, entonces entenderéis mi explicación introductoria acerca de considerar a la celulitis como un efecto o consecuencia "genética" sin solución alguna, es decir, que puede seguir sucediendo sin poder evitarse ni erradicarse. Me gusta más usar esta frase para romper con esas afirmaciones tan inamovibles. ***"Nuestras acciones presentes pueden romper con el hechizo infalible de una causa del pasado".***

Genética femenina versus genética masculina

Ahora, es importante reconocer que genéticamente casi todas las mujeres compartimos unas características particulares que no compartimos con la gran mayoría de los hombres. Nos parecemos anatómica y fisiológicamente en este asunto, como lo es, tener mayor predisposición a tener celulitis, en tanto ellos tienen menos disposición.

Ocurre más a mujeres, se dice que en un 90% más o menos. También, si ha ocurrido a nuestras ascendientes (madres y abuelas) existe más probabilidades de tenerla (la naturaleza suele repetir patrones). La epidermis, dermis e hipodermis es diferente en hombres y en mujeres. Las mujeres tenemos más tejido adiposo y los hombres tienen más masa muscular.

La genética es extensa, podemos irnos por un montón de caminos, pero incluso los genetistas se encuentran cada vez más en encrucijadas por años, y muchos de por vida. Con lo cual lo más importante para nosotros ahora en la adquisición de este libro es comprobar personal y clínicamente que la celulitis sí que tiene solución.

Más allá de la genética. Por qué se atrofia este órgano

La piel es el órgano más grande del cuerpo, es nuestro sistema de protección, nuestra casa y nuestro sostén.

- En la piel se reflejará nuestro estado de salud, según el color que presente y los niveles de grasa, sequedad, humedad y aspecto visual en general.

- La piel nos estará aportando durante toda nuestra vida una gran cantidad de información que hay que saberla interpretar y traducir.

• Si nos encontramos en lugares tóxicos ella dará una alarma y lo mostrará con síntomas diversos como picores, rubores y cambios en su temperatura.

• Si consumimos alimentos procesados y conservados con productos industriales, la piel comenzará a cambiar su aspecto porque intentará en la medida de lo posible que esas sustancias sean excretadas por todas las vías de escape.

• Por ello el agrandamiento de las células adiposas son un mecanismo de defensa de contención de esas sustancias tóxicas. Aunque en estudios científicos se ha comprobado que este tipo de células no se regenera, sí que se mantiene el número de adipocitos que contienen esas sustancias tóxicas en el tiempo.

Agrandamiento de las células adiposas

El Tejido Adiposo, es un tejido muy dinámico que permanentemente está siendo modificado y movilizado por la acción de diferentes enzimas. Este tejido puede aumentar su tamaño a través de dos posibles procesos:

• **El 1º primero de ellos** es a través de un aumento en el tamaño de la célula grasa, proceso llamado Hipertrofia.

• **El 2º otro posible mecanismo,** es a través de un aumento del número de células grasas, este proceso es llamado Hiperplasia.

1º En el proceso llamado hipertrofia, se dice, que son aquellos procesos que realizan las células adiposas y que prevalecen toda la vida. En este proceso de las células adiposas es donde llevaremos o aplicaremos **el tratamiento con las ventosas (cupping).** Aquí las ventosas harán milagros y grandes proezas científicamente visibles a vuestros ojos.

Cuando somos niños debemos cuidar que este proceso de hipertrofia no vaya en aumento, ya que una célula adiposa hipertrofiada, buscara seguir el patrón similar al aprendido, con lo cual el número creado de células hipertrofiadas desde niños buscara replicarse con los años. Educar a nuestros descendientes es muy importante para evitar que en futuras generaciones no volvamos a caer en la trampa de repetir la frase: "eso que tienes es genético y hereditario".

2° En el proceso llamado hiperplasia o hipergénesis, se atraviesan de forma natural tres periodos críticos diferenciándose uno de otros. La hiperplasia es el aumento de tamaño de un órgano o de un tejido, debido a que sus células han aumentado en número.

El proceso fisiológico se conoce como hipergénesis:

- Se produce hipergénesis durante el último trimestre del embarazo en el niño.

- Se produce hipergénesis durante el primer año de vida y se produce el mayor crecimiento de centímetros por año.

- Se produce también durante el pico de crecimiento en altura, dando origen a la pubertad.

- En la mujer se produce hipergénesis alrededor de los 11-13 años y en el hombre entre 13-15 años. A partir de este periodo es importante tener en cuenta que la hipergénesis se establece y **empieza a primar la hipertrofia (tamaño y diámetro de estas células).**

- A partir de estas edades ya estarán determinadas el número total de células grasas y éstas solo sufrirán cambios en relación a su tamaño.

Cómo podemos mejorar visualmente e internamente este efecto llamados celulitis

- Te propongo moldear tanto dentro como fuera y la mejor forma es trabajar localmente expandiendo, barriendo, inhibiendo y oxigenando.

- Mejoraremos la hipertrofia, haremos un cambio en los niveles de oxigenación, la calidad de los septos, pero también un ablandamiento y reducción de las células adiposas atrofiadas.

- Es importante que te asegures en darle a tu paciente pautas en cuidados duraderos, que le sirvan para ir mejorando cada vez más en el tiempo, y que reciba de ti la información adecuada en cuanto a cuidados y bienestar.

- Nuestro paciente debe entender que en un gran porcentaje él colabora o ha colaborado en el aspecto de su piel y que sus hábitos de vida también han incidido en generar esos efectos presentes.

- Es muy importante que su labor sea activa en seguir mejorando…

- Muchos pacientes confían en los alimentos que ingieren, creyendo que son saludables. Nuestra labor es educarnos y al mismo tiempo educar para encontrar un equilibrio en nuestra salud y la salud de ellos.

Nutrición: el paradigma de la vida "el ser y no ser"

La alimentación para una piel sana debe contar en primera instancia con la colaboración de alimentos naturales. Ya sabrás que es muy importante optar por alimentos de verdad, aquellos que da la naturaleza en sus aspectos más primarios y sencillos. Enseñar a nuestros pacientes o clientes a mejorar su piel, equivale a enseñar buenos hábitos de nutrición. Es muy sencillo, aunque nos parezca un gran dilema, "la alimentación es alimentarse". Los productos procesados y envasados que contengan más de tres E- (estabilizantes y conservantes químicos) son nocivos para nuestra piel.

Qué comer:

Todo aquello que da un árbol, una planta y la naturaleza en general, es lo que nos aportará beneficios. Las frutas y verduras, las legumbres y cereales integrales, frutos secos y productos del mar son los más indicados para cambiar nuestra energía y dar una segunda oportunidad a nuestras células adiposas.

Creo que esta de más decir que los azúcares vacíos, los cereales refinados y el exceso de grasas animales no son de gran ayuda para mejorar.

Posiblemente este capítulo de la alimentación se verá o se percibirá escueto y con falta de más información sobre el mismo, pero en páginas posteriores a esta intentaré explicar por qué se ha convertido tan aburrido hablar de dietas y alimentos.

No quería centrarme por ahora, en algo que realmente es sencillo de entender, os invito a sentir y os invito a educar en referencia a alimentación de forma simple, "simplemente porque lo es". En resumen, en este pequeño capítulo intentaré explicártelo con tres frases.

"Desayuna como un rey, almuerza como un príncipe y cena como un mendigo" - **"Refrán popular"**

"Que tú alimento sea tú medicina". - **Hipócrates**

"Lo mejor de todas las medicinas es descansar y ayunar". - **Benjamin Franklin**

Actividad hormonal: como causa de la celulitis

Los Estrógenos

Los altos niveles de estrógeno y su producción periférica desencadenan la producción de celulitis. Los estrógenos generan una enzima llamada colagenasa que rompe el colágeno. El colágeno es el encargado de sostener y mantener tersas las estructuras de la piel.

Síntomas más comunes cuando tienes un exceso de estrógenos:

- Síndrome premenstrual.

- Retención de líquidos.

- Dolor en la menstruación.

- Migrañas o dolores de cabeza, antes, durante o después de la regla.

- Ansiedad por comer dulces o carbohidratos.

- Bajo nivel en la libido.

- Contracturas musculares y recurrentes.

- En caso de mucho desequilibrio en la alta producción de estrógeno: cáncer de mama, quistes en ovarios, nódulos diversos.

Cómo proceder para que los niveles de estrógeno bajen.

- Controlando la insulina.

- Ir al baño regularmente (cuidar la alimentación).

- Evitar el alcohol.

- Estimular la producción de colágeno.

- Realizar deporte para así reducir en general el porcentaje de grasa corporal.

- Es importante no excederse con los alimentos salados, pero cuidado con dejar de ingerir sal, la sal es necesaria también para nuestra salud. Si consumes mucha sal esto fomenta la llamada "retención de líquidos", pero si no consumes sal, el organismo también presentará desequilibrios en la sustentación de minerales.

- Elegir alimentos como las coles y el brócoli, por su contenido en indol 3 carbinol, así como las isoflavonas (soja, uva, trébol rojo, te verde) ayudan a bajar la cantidad de estrógenos. Estos alimentos favorecen la activación de los receptores estrogénicos Beta (acción antiproliferativa sobre mama y endometrio) frente a los receptores alfa estrogénicos.

- Evitar sustancias que ocasionen una elevación estrogénica y que actúen como disruptores endocrinos, algunos de ellos son: los pesticidas organoclorados, ftalatos (presentes en perfumería, pinturas, esmaltes de uñas, juguetes sexuales, plásticos), bisfenol A (plásticos), dioxinas, parabenos y algunos filtros solares químicos.

Los bajos niveles de estrógeno pueden aumentar la probabilidad de ganar más peso, pero no más celulitis.

- Sexo doloroso debido a la falta de lubricación vaginal.

- Un aumento de infecciones del tracto urinario (ITU) debido a un adelgazamiento de la uretra.

- Períodos irregulares o ausentes.

- Cambios en el estado de ánimo.

- Sofocos (bochornos).

- Sensibilidad en los senos.

- Dolores de cabeza o acentuación de migrañas persistentes.

- Depresión.

- Dificultad para concentrarse.

- Fatiga.

- Disminución de la densidad ósea (osteoporosis).

- Alteraciones con los vasos sanguíneos, produciéndose rigidez en ellos, y por consiguiente estancamientos de grasas (colesterol).

Cómo proceder para que los niveles de estrógenos aumenten.

Ante todo, es importante saber que los niveles bajos de estrógenos pueden interferir con el desarrollo sexual y las funciones sexuales. También su disminución puede aumentar el riesgo a tener obesidad, descalcificación de los huesos (osteoporosis) o presentar enfermedades cardiovasculares. Esta hormona es también importante porque influye en la fertilidad. Cuando llega la menopausia en las mujeres esta hormona disminuye y es difícil encontrar esta hormona como sustituto, pero qué podemos hacer para equilibrarla y aumentarla:

- Es importante disminuir el consumo de azúcar, nuestro sistema endocrino en general necesita funcionar de forma equilibrada para compensar sus deficiencias. Los azúcares refinados ocasionan desequilibrios hormonales.

- Sustituir las harinas refinadas, por cereales más completos y naturales. Suministrar a nuestro organismo otros tipos de cereales diferentes y variados, es decir, cambiar la información mecánica de la harina de trigo.

- Optar por las legumbres (hay estrógenos en todo tipo de legumbres), la soja, los garbanzos, etc., guisantes, habas. Son alimentos fitoestrogénicos y con gran contenido en isoflavonas.

- El tofu, la leche de soja y los productos a base de soja contienen genistina. La genistina es un producto vegetal que emula los efectos del estrógeno.

- Realizar ejercicios moderados: **es importante que sepas que el exceso de una actividad deportiva disminuye los niveles de estrógenos**. Cuando una mujer tiene un exceso en los deportes y un sobre crecimiento de su masa muscular, envía una información endocrina a mayor demanda de testosterona y por consiguiente habrá una reducción de estrógenos y progesterona (hormonas más femeninas). He conocido mujeres con problemas de fertilidad y muy deportistas (en exceso) que para poder tener un embarazo han tenido que disminuir la intensidad de su exceso deportivo.

- Es importante recordar que tanto los hombres como las mujeres producen ambas hormonas, tanto los estrógenos como la testosterona, siendo en cada uno preferencia natural la testosterona para los hombres, como los estrógenos para las mujeres.

- Plantas como el jengibre, la manzanilla, la pasiflora, pueden aportarte una gran ayuda para equilibrar los niveles de estrógenos. Los suplementos nutricionales en base a isoflavonas de soja te aportarán una gran ayuda.

- Comer alimentos naturales te aportarán un gran beneficio a nivel del sistema hepático, es importante que sepas, que existen otros órganos de tu cuerpo que también producen estrógenos, uno de ellos es el hígado y la piel. El hígado debe tener un equilibrio y la piel debe ser tratada con mucho cariño.

- La alimentación en general debe ser productiva "comer para bien vivir y estar", dile adiós a los alimentos enlatados, procesados y empacados en cajas (sus aditivos químicos ocasionan muchos problemas al hígado) y por consiguiente también a la piel.

- La piel es otro órgano productor de estrógenos, no cierres sus poros, ni fabriques muros químicos en su superficie. Oxigénala con productos naturales…y no limpies en exceso sus grasas naturales.

- El tratamiento con ventosas-cupping aportarán beneficios para que los tejidos de la piel produzcan estrógenos si hace falta.

El Cortisol:

Otra de las hormonas que puede originar la celulitis es el cortisol, cuando esta hormona se eleva puede ocasionar este efecto. Aunque es una hormona asociada al estrés, vamos a recordar en un posterior capítulo que el estrés es causante del exceso de producción de cortisol para el organismo.

El cortisol es producido por las glándulas suprarenales ubicadas encima de los riñones, para que éstas glándulas produzcan cortisol deben recibir una señal de la glándula pituitaria en el cerebro de cuanta cantidad deben producir. Cuando la glándula pituitaria produce un exceso de la hormona adrenocorticotrópica (ACTH) esta controla la producción del cortisol que es producido por las glándulas suprarrenales. Si hay un exceso de ACTH, habrá un exceso de cortisol y si existe en nuestro organismo un exceso de cortisol esto puede ocasionar: aumento de peso, aumento del vello corporal, acumulación de grasa en los hombros, acné, fatiga, debilidad muscular y moretones que aparecen con facilidad.

Los motivos por los cuales se puede producir un aumento en la producción de ACTH son variados, pero uno de ellos y cuyo nombramiento aquí nos interesa bastante es el estrés. El estrés puede ocasionar que los niveles de ACTH sean acentuados lo que a su vez enviara información a las glándulas suprarrenales a elaborar mayor producción de cortisol para el organismo. La ACTH desempeña un papel importante ayudando a responder al estrés, mantener la presión arterial, regular el nivel de glucosa en la sangre, regular el metabolismo y como ayuda importantísima para combatir las infecciones.

Dicho esto, podemos acercarnos un poco más a tener una visión más amplia de los diversos mecanismos que podrían producir transformaciones importantes en nuestro organismo, en este caso nuestra piel y todos los niveles de sus capas, como la hipodermis dermis y epidermis.

El estrés mal de todos los males

Si…es el causante de muchas enfermedades, cómo si no…

El estrés significa que algo esta a punto de romperse, de extravasarse, de rendirse o de estallar. El estrés es esa sensación y angustia que se refleja en nuestros actos, y se siente silenciosamente poco a poco dentro de nosotros.

Se manifiesta en nuestros movimientos y expresiones y se detalla en nuestro aspecto. Cuando no nos ocupamos de observarnos, percibirnos, darnos atención o cuidar lo que comemos y bebemos, como también cuando no descansamos, o simplemente trabajamos más de lo que **"queremos"** puede advenir el estrés y muchas veces detrás de él adviene la enfermedad.

Cuando pasamos mucho tiempo de pie, mucho tiempo sentados, o incluso mucho tiempo en el sofá o la cama, podríamos (si lo hacemos en exceso) estar viviendo situaciones y momentos no adecuados a la salud. Las personas sedentarias en acciones y mentalmente inactivas para la creatividad, también podrían estar pasando por situaciones estresantes.

Las personas muy activas mecánicamente en sus labores, sin tiempo para comer o realizar sus necesidades básicas como ir al baño o tomar agua, también pueden estar pasando por situaciones estresantes.

El estrés es una sensación de no poder más, y esta sensación se puede vivir tanto usando un ordenador como oficinista, pero también encontrándonos de pie por horas sin tener la posibilidad de sentarnos en una tienda ubicada en algún centro comercial. Ambas situaciones representan límites altos que llegan a extravasar nuestras energías psíquicas y físicas cuando en realidad esas energías vitales deberían estar más contenidas y equilibradas.

¿Puedes creer que el estrés quiera escaparse de ser también un protagonista principal que influye en nuestra piel otorgándole ese aspecto singular como lo es la celulitis?

Es importante resumir que, con estrés, nuestra vida no esta representada con la mejor armonía. Cuando no te ves ni te sientes con la mejor versión de ti mismo (a), significa que las tensiones mentales y físicas (estrés) te están jugando un mal momento en tú presente vida.

Nuestra piel es el órgano más grande que existe en nuestro cuerpo

La piel representa el límite entre lo externo y lo interno. Es el caparazón de protección con el entorno y una de las vías de desintoxicación de nuestro mundo fisiológico.

- El tratamiento con las ventosas que proporcionaremos a nuestros pacientes y clientes, aportaran un cambio rápido de transformación.

- La piel es un órgano que se regenera con mucha facilidad, aun más que otros órganos. De hecho, es el órgano con mayor índice de regeneración que existe en nuestro cuerpo (pocos órganos de nuestro cuerpo pueden hacer esto).

- Tenemos ese gran beneficio a la hora de usar las ventosas en la epidermis, dermis e hipodermis. El Cupping actuará de forma exitosa en las células adiposas y aportará oxigenación, movimientos de nuestro colágeno, como también mejor uso de nuestro propio acido hialurónico. El movimiento del vacío ascendente de la ventosa irrigará **y nutrirá desde dentro hacia dentro, y desde dentro hacia fuera.**

- **Desde dentro hacia dentro,** dará movimiento, suministro y nutrición a las capas profundas de la hipodermis, creando aportes circundantes del propio tejido. Se moverán elementos esenciales nutritivos en las zonas de tratamiento, pero también en las adyacentes a ellas. Se aportará calor (muy necesario a estos estancamientos de humedad). También se aportará que hormonas como los estrógenos se equilibren si se encuentran bajos o altos. Que los aportes de colágeno, elastinas, coenzimas, etc., lleguen a todas las partes de este amplísimo órgano llamada la piel.

- **Desde dentro hacia fuera,** dará movimiento en la excreción de sustancias nocivas, células que ya han pasado por la apoptosis (muerte) y que todavía mantienen a sus alrededores citoquinas perjudiciales productoras de inflamación. Así, la regeneración celular de la piel, se dará de forma más amable y de forma más saludable durante y posterior al tratamiento. **En menos de 2 semanas esto lo verás con tus propios ojos, si lo llevas a cabo 2 veces por semana.**

Actividad Física

La vida es movimiento, si nacemos deberíamos crecer y el crecimiento se produce porque naturalmente la vida lleva un proceso en movimiento. Ese proceso es continuo y esa continuidad no se detiene, sigue una marcha, un camino...

La marcha es un proceso gradual, ese proceso puede tomar una forma ascendente o descendente, esa dirección la elegimos nosotros, es una elección que dependerá de nosotros mismos.

Si nuestros movimientos **no suman**, el cuerpo comenzará una **marcha descendente** hasta llegar a detenerse. En el proceso descendente no te encontrarás a gusto, te sentirás enfermo y si esa marcha descendente sigue avanzando y tomando presencia constante puede que la vida se detenga.

Si nuestros movimientos **suman**, el cuerpo comenzará una **marcha ascendente** y nuestra vida estará más plena y saludable. En ese proceso ascendente tu cuerpo y tu mente se sentirán llenos de energía, e incluso a medida que avanzas en tú vida y cumples un año más, te sentirás con una gran satisfacción de energía, tanto física como psicológica.

Donde hay movimiento, hay calor, el calor es primordial en la activación del metabolismo. Tanto el sistema inmunológico, como la activación del sistema endocrino (insulina, estrógenos, glucosa, etc.) necesitan movimiento, **no estancamiento.** El aporte de la actividad física de todo nuestro cuerpo creará el **fuego-calor** del movimiento.

Si tú vida es fría (solo trabajas con la parte intelectual) sentada o sentado en un ordenador, o realizando trabajos rutinarios y parciales del hogar, etc., advendrá la falta de tonicidad muscular, el cúmulo de acceso de grasa, y engrosamiento de las células adiposas (celulitis) podrían comenzar a ganar lugar y espacio en varias zonas de tú piel.

Embarazo y post-embarazo

El embarazo en las mujeres es aquella parte de la vida en donde por varios meses (0-9 meses de embarazo) contiene dentro del vientre de su cuerpo a un invitado muy especial, que mueve y remueve toda la casa (el cuerpo) en donde debe vivir por un periodo breve de tiempo, pero justo el necesario, para darle un giro importante a toda la anatomía y la fisiología femenina que pasa por este proceso.

El invitado no tiene culpa de tal algarabía, ya que él de repente se ha encontrado allí creciendo… La casa donde debe vivir varios meses, pasa por múltiples cambios, y se producen reajustes en las proporciones de distribución y almacenajes de productos bioquímicos naturales para mantener al invitado sano y protegido.

Uno de los primeros pilares que empieza a trabajar y que en algunos casos comienza a sufrir algunas veces desabastecimientos, son las glándulas endocrinas en general. La insulina, la cortisona, los estrógenos, etc., comienzan a comportarse de forma extraña y esto va ocasionando que el cuerpo de la mujer sufra algunas variaciones momentáneas, aunque algunas de esas variaciones después de despedir al invitado continúan en el tiempo y muchas veces por años.

Después de llevarle al invitado a un lugar más cómodo pasado ya los meses de gestación, el cuerpo de la mujer en un gran porcentaje tiene modificaciones anatómicas, tanto en su estructura física, como en sus funciones fisiológicas, contando con los cambios emocionales y sentimentales producto del antes y el después del cambio de vida.

A nivel de la piel se producen estrías (las ventosas hacen

maravillas con este fenómeno), se deposita la grasa en forma endémica, e incluso salen manchas en la piel. Todos estos efectos la gran mayoría de las veces (en un 80%) son producto de la mala alimentación, la contaminación ambiental y el sedentarismo.

La naturaleza tiene una inteligencia mecánica y su modo de comportarse la gran mayoría de las veces se corresponde con recursos de supervivencia. Si un ser humano es pequeño, protegerá al pequeño ser humano, y he allí la respuesta al porqué en los embarazos siempre para la naturaleza es más importante el niño que la madre, podría decirse que en un embarazo **"quien es realmente la invitada es ella, la madre"**.

Falta de hidratación. Ingerir agua es fundamental.

El agua se encuentra en todas partes, se encuentra en el aire, sobre la tierra y dentro de ella, y constituye una importante parte de todas las materias vivas. El agua es el medio esencial de la anatomía y la fisiología, a través de la cual pasan todas las cosas. Este líquido es importante para funciones como lo son la circulación de la sangre, llevando calor y nutrición a todo el cuerpo, el líquido linfático que transporta los desperdicios, pero también permite luchar contra las infecciones y agentes extraños; la orina, el sudor, los líquidos del aparato reproductor, las lágrimas y la saliva en esencia todos estos líquidos son agua.

Sabías que el agua del mar es idénticamente similar al plasma sanguíneo. El agua de mar isotónica tiene la misma concentración molecular que el plasma de nuestra sangre, 9 partes por mil de agua pura. El agua de nuestro cuerpo abarca un 70% u 80%, igual que el agua de la tierra. La mayor parte del agua en el planeta tierra es salada, incluso eso es similar en nuestro cuerpo.

La importancia de ingerir agua y estar adecuadamente hidratado como podéis ver es sumamente esencial para nuestra piel. El consumo de agua debe estar acorde a los niveles de deshidratación que tengamos, es importante no asumir la regla de dos litros de agua al día, si esto no es necesario. La ingesta de agua ira relacionada a nuestro ritmo de vida, por ello hay que discernir y autoevaluar las necesidades particulares, pero sobre todo es importante hidratarse todos los días suficientemente.

Si vives en un lugar frío y tienes trabajos sedentarios evidentemente tomar dos litros de agua puede que sea algo excesivo, pero si vives en lugares con mucho calor estos dos litros pueden ser muy necesarios e incluso escasos.

La cantidad de agua también ira en relación al tipo de trabajo que tengamos, las personas que trabajen en lugares muy tóxicos como perfumerías, ganaderías, lugares con radiaciones electromagnéticas como unidades médicas de Rx, peluquerías, etc., necesitaran más hidratación. El agua es evidentemente el mejor de los desintoxicantes.

Se debe recordar que las frutas también tienen agua, que las infusiones se preparan con agua, y que muchos alimentos líquidos tienen como base el agua, es decir, todo suma, y es apropiado siempre y cuando el hilo conductor de hidratación se utilice sumando y no restando. Un zumo natural, aunque sea natural, si está endulzado con azúcar refinado deja de ser sano y se convierte en un zumo medianamente sano. Lo mismo ocurre con otras bebidas azucaradas de gas.

El agua limpia, nutre, alimenta y transforma, es el líquido más importante para la vida y es importante que con el método cupping la tengas muy en cuenta como parte de nuestra transformación.

La contaminación externa y tú propia auto-contaminación interna.

Enterarnos en algún momento que somos nosotros también los actores principales de generarnos intoxicación suele ser inquietantemente asombroso. A veces es como ver una luz en la oscuridad.

La contaminación interna que llamaremos auto-contaminación debe ser comprendida y transformada. Existe una contaminación ambiental, pero también existe una contaminación personal, creada por nosotros mismos, esta suele ser incluso más dañina que la externa.

En este libro diferenciare estos dos tipos de contaminación con sus respectivas variantes. La contaminación ambiental es aquella generada por los demás, ya sabes…, tóxicos por doquiera que vayas, en tú casa, tú lugar de trabajo, en los alimentos, el aire y los sonidos; también las malas relaciones con los demás (cuando nos hieren) e incluso sentarnos a comer en lugares insanos y con personas no amables, forman parte de la contaminación externa.

En cambio la **auto-contaminación personal** tiene algunas capas con sus algunas variantes, nos centraremos en dos que quizás descubras te pueden concernir un poco más: comenzando con la alimentación y prosiguiendo con nuestras características emocionales.

Alimentos familiares y culturales.

Es cierto que la alimentación cultural es importante a la hora de nuestros cambios anatómicos y fisiológicos. No es lo mismo vivir y crecer en un país o en una familia donde la alimentación suele ser en base a cereales y azúcares, comidas muy preparadas en sabores y sustancias varias , cuyos acompañamientos están mucho más frondosos y exquisitos, con la diferencia de haber crecido o encontrarnos en un país o familia cuyos alimentos y forma de servir esos alimentos es más austero, simple, y en menos proporciones; aún así, aunque sean servidos austeramente son alimentos nutritivos y de excelente calidad, pero cuyas preparaciones son mas neutras y alcalinas.

Pero… bien sea que hayas o te encuentres en cualquier tipo de cultura, la manera de alimentarnos debería ser esa, alimentarnos. La alimentación es una acción natural y necesaria para el mantenimiento de nuestra vida. Los alimentos deben ser eso, alimentos productos de la tierra y que de la tierra lleguen a nuestras manos. Su preparación debe ser sencilla y especial y la administración de ella a nuestra biología debe ser equilibrada y no abusiva.

El abuso de sabores, ingredientes y las veces que comemos deberían ser comedidas, **te invito a que tomes conciencia de la relación que tienes con la comida. Mira dentro de ti y percibe que cantidad es la que necesitas; sin gula, sin tanta exaltación del sabor, y permitiendo el descanso a tú aparato digestivo** (también lo necesita).

Recuerda que las galletas, la pasta, la pizza, el pan, todas ellas son en el 90% de las veces "trigo refinado". Si ingerimos cada una de estas o todas durante el día ¿Sabes cuánta cantidad de trigo estaríamos ingiriendo al día?

Emociones y comida. Dime que comes y te diré como estas sintiendo.

Tomar conciencia de nuestros valores es sumamente importante a la hora de no generar contaminación personal (auto-contaminación).

La medicina oriental es una de las medicinas mas antiguas, me atrevería a decir que la más, sus libros antiguos y conocimientos ancestrales han demostrado que las emociones van en relación al estado de salud y que los sabores elegidos en los alimentos van en relación a la falta de alguna carencia orgánica o sensibilidad emotiva queriendo ser reforzada o demostrada.

Cuando mis valores y necesidades se enfocan y se refuerzan en un crecimiento equilibrado y transformativo, se produce en ello una armonía con la vida y todo su entorno, pero si esos valores y esas necesidades creativas no son alentadas y reforzadas se puede producir dentro de nosotros una sensación de poca confianza, desanimo, decepción e incluso hasta llegar a tener sentimientos y emociones bastante desagradables hacia nosotros y luego hacia los demás. A esto le llamaremos **auto-contaminación.** Recuerda que vivimos en un mundo dual, existirán dos contrastes: bajar y subir, cansarse y descansar, vivir y morir, llorar y reír, etc., así que: **"te invito a manejar el punto medio que hace el equilibrio".**

La auto-contaminación personal suele ser mucho más grave e importante que la contaminación externa. Es cierto que aquellas cosas que contaminan el ambiente en donde nos desenvolvemos pueden crear efectos bastante nocivos y graves, pero ha ocurrido en el transcurso del tiempo algo importante, y es que no se comenta, ni se da información de los **auto-contaminantes.** Estos auto-contaminantes que son provocados o evocados de manera tan cercana, crean hacia nosotros más desequilibrios fisiológicos que incluso los contaminantes externos Por algún motivo no se han visto o no se han querido ver… sobre todo el **auto-contaminante emocional.**

"Aquello que sientes, aquello con lo que te emocionas con lagrimas o risas producen los mayores efectos fisiológicos capaces de enfermarte o de sanarte".

Sabias que existen muchísimos sabores, pero hay por lo menos 5 principales, y que buscaras a veces alguno de ellos más que otros según como te sientas e incluso como sean tus características interiormente:

Dulce	Necesidad de alegría y equilibrio.
Salado	Necesidad de fuerza y voluntad.
Acido	Necesidad de audacia e intrepidez.
Amargo	Necesidad de profundidad y más templanza.
Picante	Necesidad de aventura, dejar las tristezas y reír a la vida.

Sabias que, si prefieres un sabor con muchas ganas, y te apetece degustarlo a cada momento, podría ser un indicador orgánico de alguna carencia a nivel fisiológico.

Dulce Si te apetece casi siempre, puede estar indicando:	Picante Si te apetece casi siempre, puede estar indicando:	Salado Si te apetece casi siempre, puede estar indicando:	Ácido Si te apetece casi siempre, puede estar indicando:	Amargo Si te apetece casi siempre, puede estar indicando:
Que el páncreas, el bazo y el estómago necesitan algo (mejorar sus procesos digestivos).	Tus pulmones, la piel e intestino grueso necesitan mejorar y tener mas fuerza.	Tus riñones, vejiga, huesos y órganos reproductores necesitan mejorar.	El hígado, la vesícula biliar, los músculos, necesitan mejorar.	El corazón, y el intestino delgado, necesitan mejorar en sus funciones.

Cuando tomamos dulce, tonificamos el sistema digestivo. El dulce es el equilibrante, nos proporciona energía, pero si abusamos de él puede ser perjudicial.	Cuando buscamos ingerir picante tonificamos estos órganos.	Cuando tenemos unas ganas frecuentes de comer sal significa que alguno de estos órganos necesitan sentirse con fuerza.	Si sentimos mayor predilección por los sabores ácidos, significa que necesitamos despejar vías internas (conductos arteriales, y dar paso al movimiento y la apertura).	Si lo que más nos gusta es degustar cosas amargas significa que nuestro sistema circulatorio o nuestra asimilación digestiva necesitan mejorar su actividad.
También buscamos tener energía para la alegría. El dulce nos aporta una sonrisa.	También buscamos tener energía para alejar la tristeza y desintoxicar nuestro cuerpo.	También buscamos tener energía para alimentar nuestras fuerzas físicas	Buscamos tener vitalidad en el movimiento, no detenernos y dar paso a los cambios.	Cuando elegimos este sabor por encima de otros siempre, nos puede estar indicando que hemos aceptado un cambio y estamos en proceso de asumirlo y vivirlo.
Pero si lo que quieres es que esta sensación de dependencia cese, te recomiendo tomar infusiones o alimentos amargos.	Pero si quieres atenuar esta dependencia, come algo dulce.	Si sientes que estás consumiendo mucha sal, agrega toques de picante a las comidas.	Si sientes que estas abusando del acido, toma alimentos como verduras y legumbres. O un toque más de sal a tus platos.	Pero si consideras que es muy acentuado los niveles de comida amarga que consumes, te recomiendo para opacar esta sensación que elijas sabores ácidos (será un poco menos agresivo)

Capítulo 2. Historia de Cupping-ventosa

- Es una técnica terapéutica muy antigua, en la Medicina Oriental China es muy conocida por sus múltiples efectos terapéuticos, pero también empezó a conocerse y expandirse por las culturas árabes, egipcias, griegas y romanas.

- En Mesopotamia que datan de 3300 A.c.. confirman el uso de las ventosas con finalidad médica.

- En Grecia, Hipócrates (400 A.c.) fue quien dejó las primeras indicaciones detalladas de la utilización de esta terapia.

- Posteriormente médicos como Paracelso o Galeno consolidaron esta técnica en sus textos médicos.

- En Egipto, papiros que se remontan a 2200 A.c. ya ofrecían indicaciones terapéuticas para su aplicación.

- Y el libro más antiguo Ayurveda en la india que data del año 1500 A.c., hace referencia a la práctica terapéutica médica con ventosas.

- En este método terapéutico puedes usar esta técnica para mejorar las diferentes capas de la piel y erradicar la celulitis de manera gradual.

- Las ventosas podrás encontrarlas de bambú, cristal, plástico, etc., te recomiendo aquellas con perilla en su extremo o con pistola succionadora al vacío. Ambas ventosas te ayudaran a graduar la intensidad de succión y podrás controlar el umbral del dolor inicial que pudiese presentar el paciente o tú misma (o).

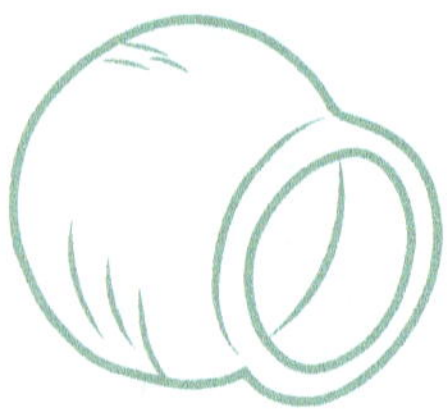 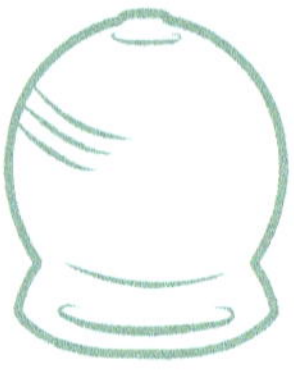 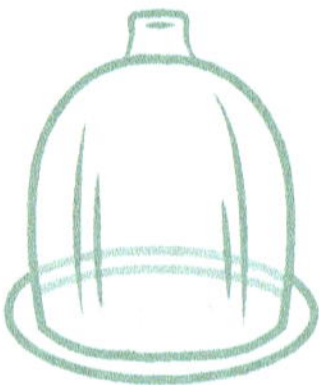

Sus resultados te harán confiar en la medicina no invasiva.

Antes de empezar a explicarte su uso quiero que sepas que esta técnica es tan eficaz que en menos de 1 mes el cuerpo de tú paciente dará un giro maravillosamente inesperado.

La técnica proporciona calor, oxigenación, barrido y alisamiento de las células adiposas.

- El calor: recuerda que el calor disuelve, moldea, desintoxica y crea combustión calórica (quema estructuras nocivas).

- Oxigenación: la oxigenación celular se acrecienta con el barrido tisular de las fascias de la piel. La piel tiene varias capas, estas son absorbidas desde dentro hacia fuera, otorgándose así un desprendimiento en las estructuras circundantes cuando se realizan las maniobras anatómico-fisiológicas aplicadas. Se producirá también un intercambio gaseoso productivo de oxígeno en las membranas celulares adiposas.

- Barrido y alisamiento: a nivel de la epidermis se muestran los septos lineales que impiden que estas células se desborden y no estén contenidas. Ese aspecto de la piel de naranja desaparece "diría casi por completo" (te invito a comprobarlo).

- La ventosa elevará todas las estructuras anatómicas de la piel, succionando, alisando y barriendo las sustancias tóxicas. El excedente químico y fisiológico del movimiento tegumentario de las diferentes capas irán a ser depositados a las vías propias de desechos del organismo, tal y como lo son las vías linfáticas de forma endógena, y la propia piel como vía exógena.

- El movimiento local es muy importante, regenera y aporta nutrientes que muchas veces no pueden llegar de la misma nutrición. Hay lugares de nuestro cuerpo que no tienen movimiento o suficiente actividad de movimiento, como lo son las caderas, los glúteos, parte interna de las piernas o parte externa de las piernas.

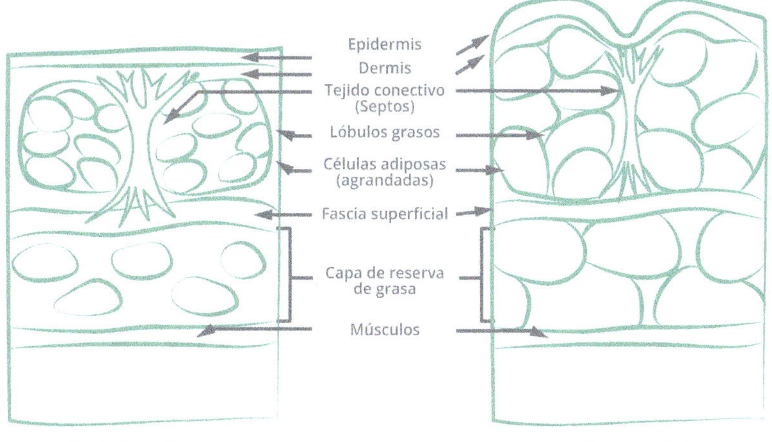

Capítulo 3. Tratamiento profesional

Comenzar por la parte posterior es lo ideal, te explico porqué…

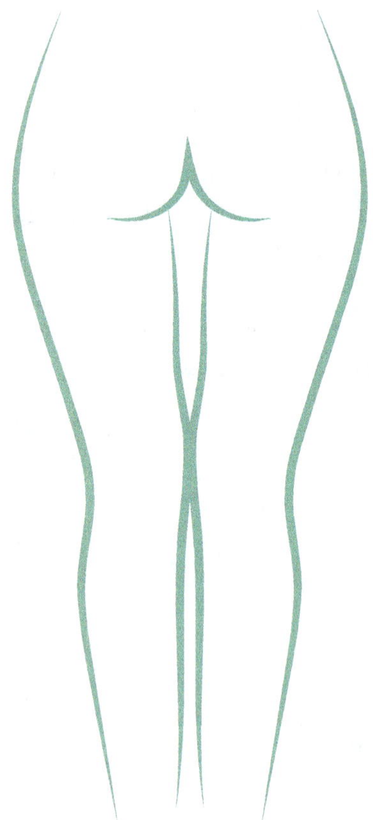

La parte posterior de nuestro cuerpo es aquella que presenta una anatomía más fuerte y sólida.

- Es considerada la zona de nuestro cuerpo con más capacidad de base (no se encuentran directamente los órganos internos), Hay músculos más fuertes y resistentes, con lo cual la sensibilidad nerviosa es más tolerada y mostraremos menos rechazo a lo nuevo por parte de nuestro paciente.

- La paciente o el paciente se sentirán más seguros ya que, le daremos tiempo a que se encuentren consigo mismos, otorgando tiempo para pensar, pero al mismo tiempo, sentir, con más seguridad.

- Los músculos isquiotibiales, los glúteos mayor, medio y menor son muy fuertes y dado que nuestra parte posterior se utiliza para sentarnos, ésta estará más habituada a la presión y al tacto con las superficies.

- También es la zona con más tendencia a tener celulitis y es ideal empezar por las zonas que más nos urge ver estupendas.

- Recuerda que la persona debe asumir la postura en decúbito supino (boca abajo) en la camilla.

- Puedes usar aceite, si el tratamiento lo haces 1 o 2 veces por semana y si quieres hacerlo en días alternos te recomiendo que utilices cremas corporales. Si te preguntas por qué, te diré que según mi experiencia y debido a que se genera mucho calor corporal y el aceite se calienta, la piel puede que se torne más sensible para la próxima oportunidad.

- A mí me gusta el aceite, si realizas el tratamiento 1 o 2 veces por semana "es lo ideal".

La ventosa debe desplazarse en esta dirección como un primer contacto con la piel, luego pueden realizarse movimientos verticales y circulares.

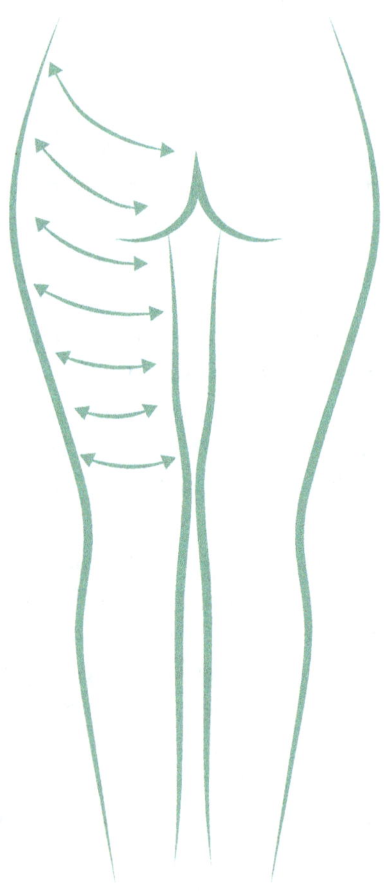

Movimientos con la ventosa

<table>
<tr>
<td>Los movimientos de la imagen señalan las maniobras primordiales del tratamiento, no obstante una vez cumplidas con esta maniobra, se podrán realizar movimientos verticales y circulares por toda la zona de los glúteos e isquiotibiales.</td>
<td>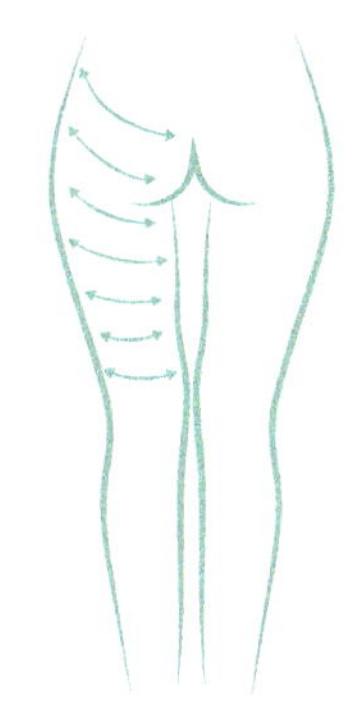</td>
</tr>
<tr>
<td>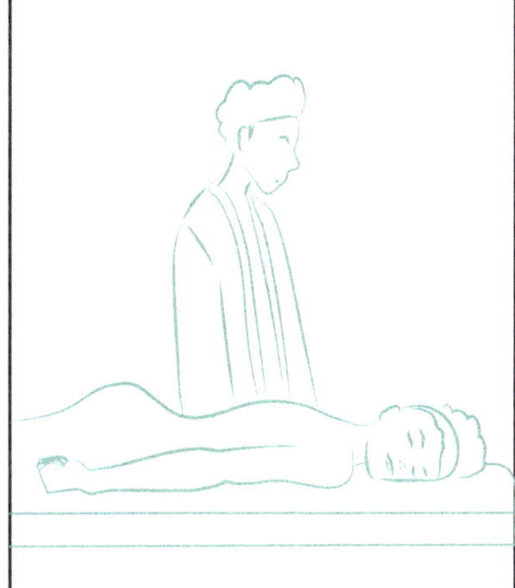</td>
<td>

• Es importante respetar el ritmo natural.

• la maniobra se hace continua y fluida.

• El paciente debe tolerar la succión ejercida en su piel.

• Una vez que se haya presentado hiperemia en la piel (zona caliente y roja) los movimientos deben ser suaves, constantes, pero no agresivos."Se debe sentir un poco de dolor"

</td>
</tr>
</table>

La succión de la ventosa se hará dependiendo del nivel de tolerancia del paciente, la succión debe ser ligeramente dolorosa, y el desplazamiento deben crear calor y rojez. ¡Es bueno que toleres un poquito el dolor!

50

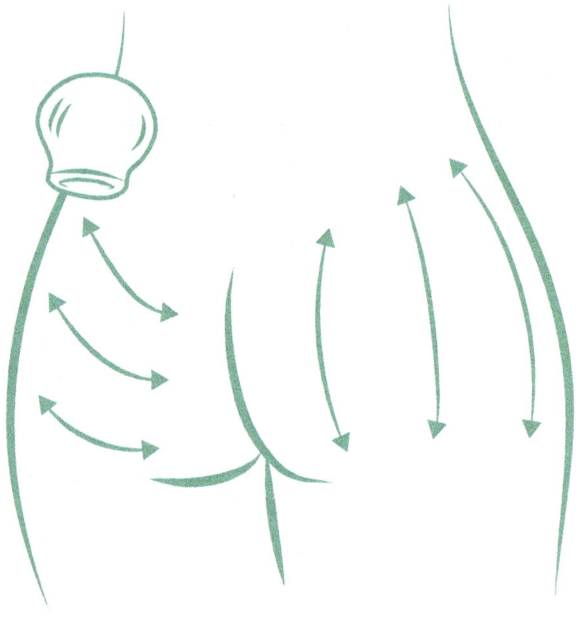

La hiperemia en la piel es la muestra de que el tratamiento está realizando su trabajo (no exageres esta reacción de rojez) lo importante es la calidad y frecuencia, más que la cantidad del momento.

Confía en tú buen criterio, un tratamiento en decúbito supino de la parte posterior del cuerpo debe durar 15 minutos o 20 minutos.

Los glúteos son bastante propensos a tener Celulitis, con esta técnica tendrás excelentes resultados. Esmérate en aplicar todas las direcciones con las ventosas, empezando con las oblicuas hasta el lateral de las caderas, vertical y luego en círculos, recuerda que la zona se debe calentar con la succión y el movimiento y a nuestra vista debemos percibir un color enrojecido.

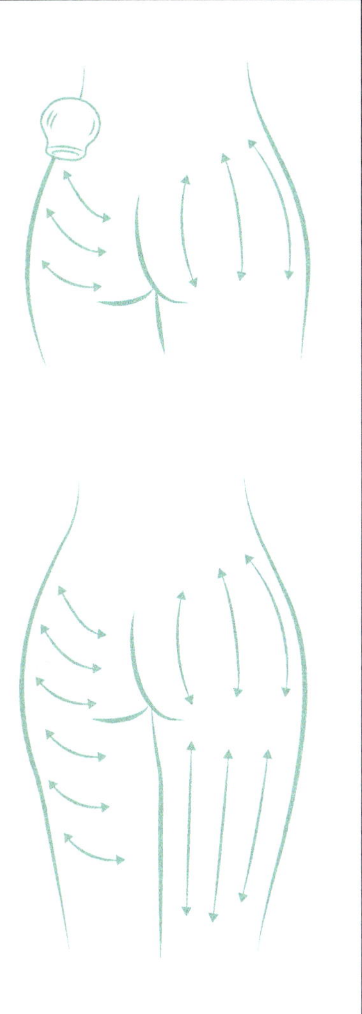

1º Como indica nuestra primera imagen, los movimientos con la ventosa deberían seguir esta dirección. Es una forma horizontal que ira preparando a todas las capas para otros movimientos diversos. Los movimientos horizontales suelen ser los más naturales y adecuados, van rompiendo resistencia poco a poco.

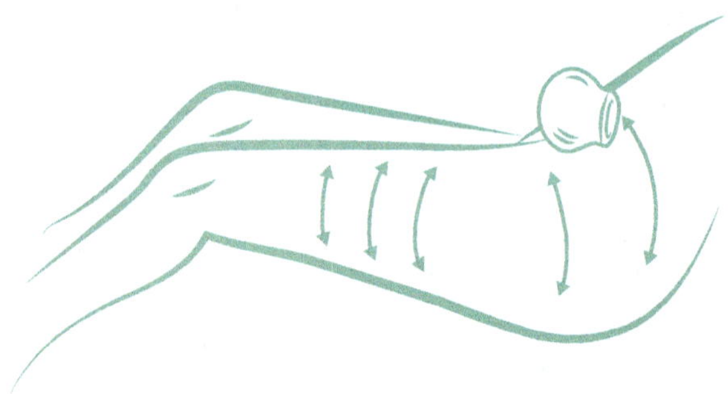

2º Con la paciente en decúbito lateral (de lado) y las rodillas levemente flexionadas iremos realizando los primeros movimientos, continuando así con movimientos circulares sobre todo en la zona de la cadera (silla de montar).

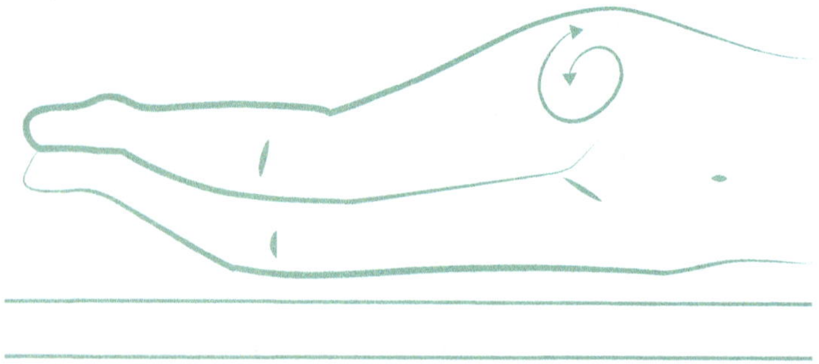

La zona anterior de nuestro cuerpo, será aquella con la que recomendaría terminar nuestro tratamiento, te explico por qué... Nuestra zona anterior es más vulnerable, tanto porque se encuentran allí nuestros órganos internos de forma más papable, como también porque tenemos más acceso a mayores ramas linfáticas. También nuestra paciente o cliente se sentirá más cómoda y segura, ya que la barrera del primer contacto se ha comenzado a desvanecer. También es muy recomendable terminar con el abdomen, es decir, comenzaremos por la parte delantera de las piernas (zona de cuádriceps), entre piernas (zona de aductores) y caderas, (zona de glúteos y tensor de la fascia lata).

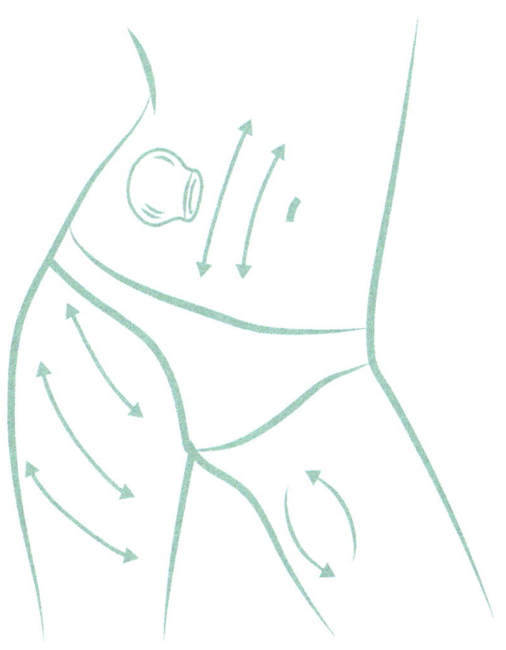

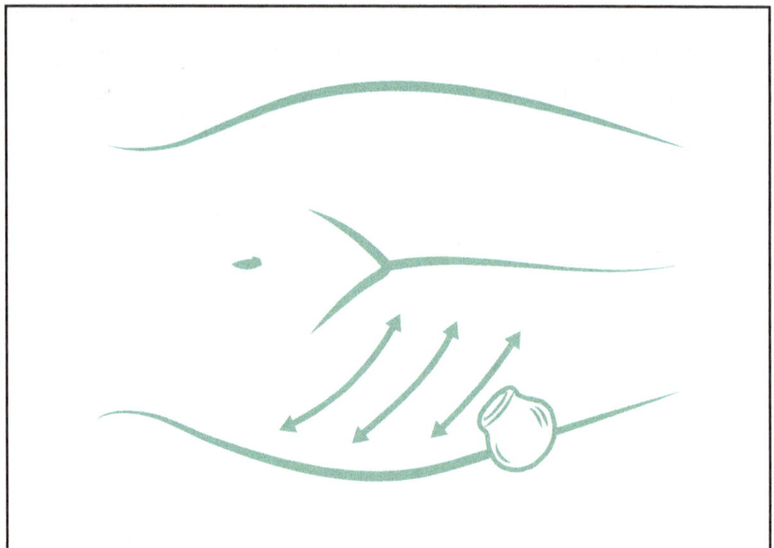

Con el paciente o cliente tendido en decúbito supino, comenzamos a proceder a utilizar el líquido deslizante (crema o aceite) por toda la zona que vamos a tratar, en este caso la parte delantera de las piernas.

En esta zona anatómica se encuentra en zonas profundas los músculos cuádriceps, hacia un lateral el tensor de la fascia lata, pero también hacia la parte más interna de la pierna hallaremos los músculos aductores y vasos linfáticos muy importantes. Mucho cuidado con el umbral del dolor en esta parte, la succión al principio debe ser leve y a medida que se tolere la sensación de dolor ir aumentando poco a poco.

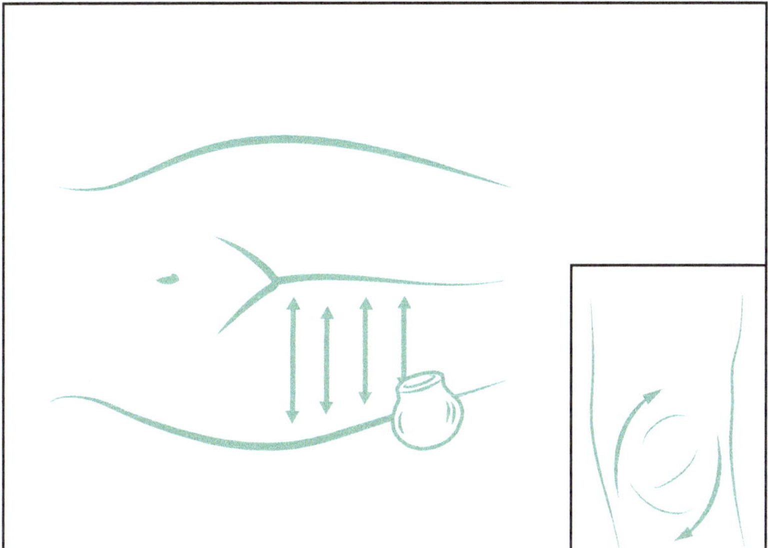

La maniobra terapéutica en líneas horizontales nos permite acceder anatómicamente a la rodilla. La rodilla suele presentar dolor por la parte interna de los meniscos, llamada también zona de la pata ganso.

En esa zona anatómica se pueden observar con mucha frecuencia hoyuelos de celulitis. Despacio y con buenos cuidados toda la rodilla con este movimiento horizontal y circular recobrará fuerza y juventud.

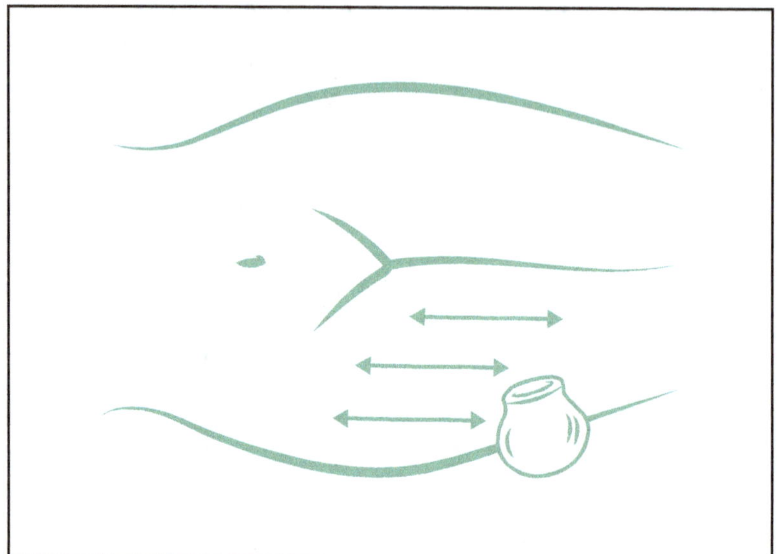

Luego de realizar maniobras fluidas y deslizantes en forma oblicuas, transversales y circulares, vamos a proceder a realizar las maniobras verticales. Las maniobras verticales son una de las maniobras más dolorosas, en muchas ocasiones no podrán hacerse después de la tercera o la cuarta sesión.

Hay pacientes que tienen un umbral del dolor más sensible y no tiene que ver con la acumulación del grosor de la celulitis, muchas personas incluso con poca piel de naranja presentan un umbral del dolor más bajo que otras con más piel de naranja. Recuerda entonces realizar este movimiento vertical ya cuando los anteriores se hayan ejecutado con sesiones anteriores.

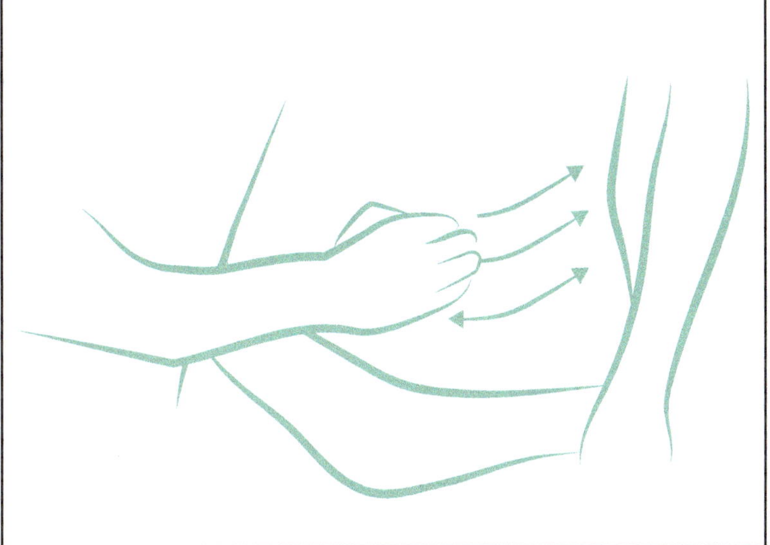

Nuestro final terapéutico, lo dejaremos para el abdomen, las líneas trazadas comenzarán a ejecutarse oblicuas, luego verticales y horizontales; de forma circular suele ser un poco difícil (pero inténtalo de seguro a ti se te da estupendamente).

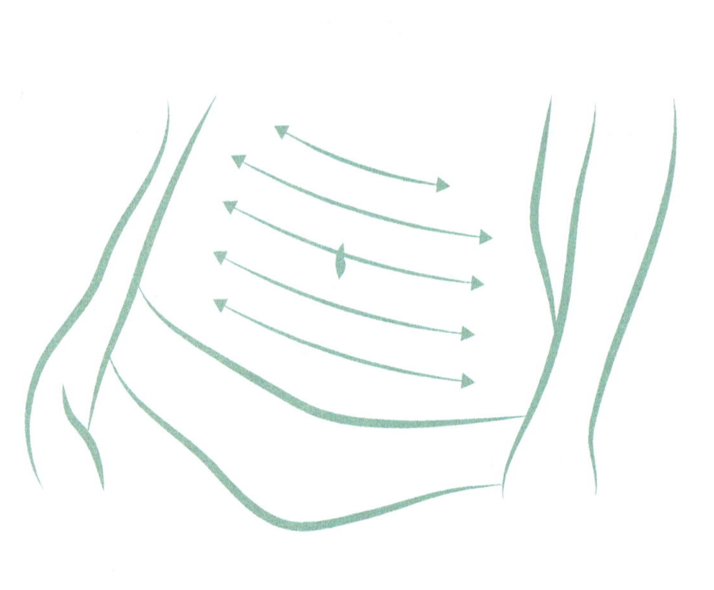

La parte abdominal es una zona sumamente importante, luego de realizar maniobras oblicuas, las siguientes maniobras seguirían realizándose como indica este dibujo, pasar la ventosa de forma horizontal ayuda a tener mejor contacto con esta porción del cuerpo, una parte muy delicada debido a que debajo de los músculos abdominales se encuentran prácticamente todos los órganos de nuestro organismo.

Hay que realizar los recorridos de succión con mucha delicadeza y paciencia.

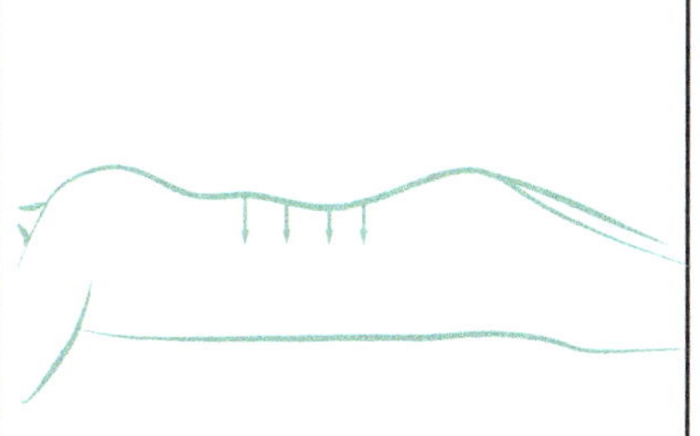

Dirección de deslizamiento
del cupping en la espalda

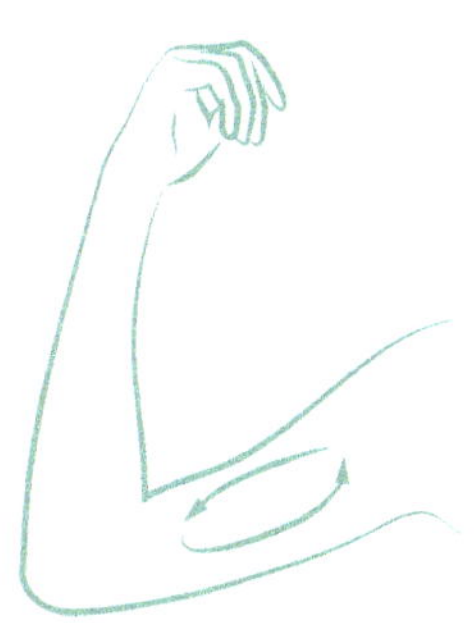

En los brazos la dirección
del cupping es recomendable
comenzar con dirección circular.

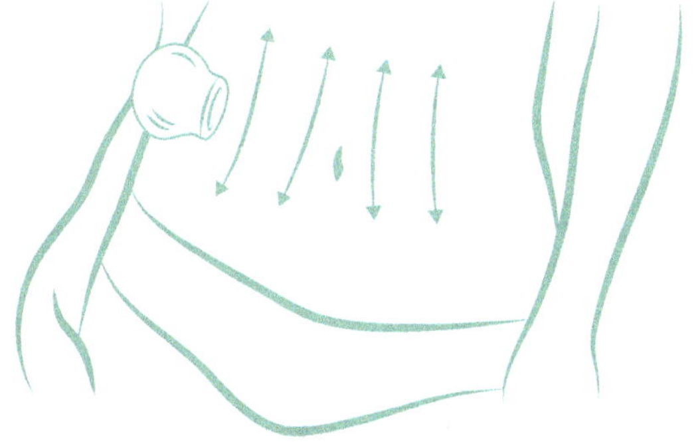

En este dibujo podemos observar unas líneas verticales. Continuando con el paciente o cliente en decúbito supino haremos estas maniobras técnicas, notarás que en algunas personas suele ser más fácil que en otras, no te olvides de untar aceite o crema para obtener movimientos coordinados y fluidos.

Esta maniobra vertical es sumamente importante porque en el abdomen este movimiento con la ventosa te ayudará a levantar la flacidez y la zona abdominal recuperará su tonicidad.

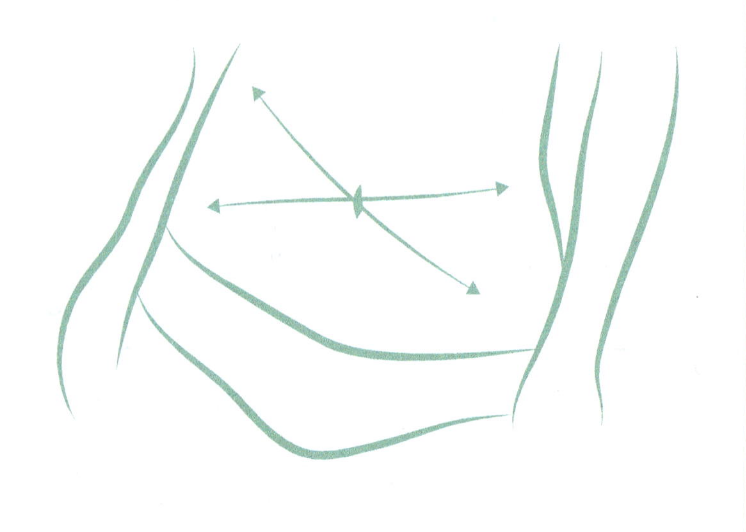

Esta maniobra va desde la cadera hasta las costillas flotantes, y viceversa. Te recomiendo tener cuidado, la idea es trabajar la piel y todas sus capas en la succión, pero no empujes con fuerza la ventosa hacia dentro del abdomen.

Puedes presionar un poco, es agradable también, pero no te pases con la fuerza extrema.

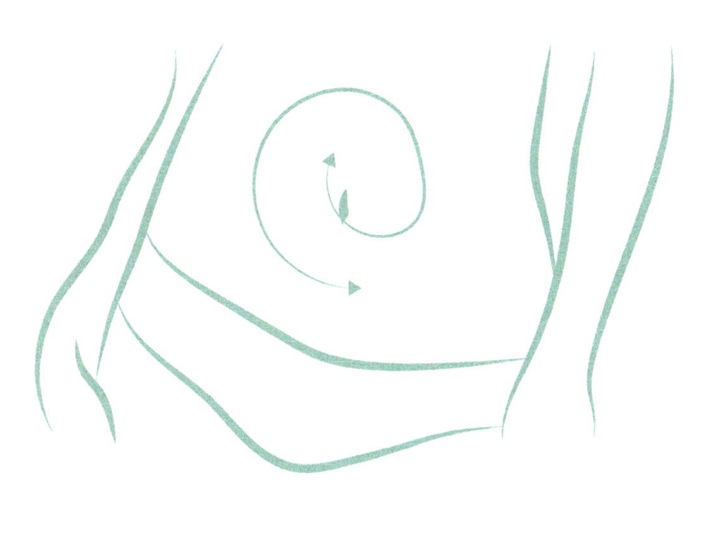

Para terminar con el abdomen mueve la ventosa libremente, incluso si la piel te lo permite realiza círculos dependiendo de la flacidez inicial, este movimiento puede ser difícil, o no, pero saldrá estupendamente.

Capítulo 4. Auto-Cupping

El mejor capítulo de todos

Quiero confesarte que realmente este libro ha sido **pensado y escrito para ti,** el motivo de haberlo escrito ha sido para que tú misma emplearás con tus propias manos esta magnífica técnica, sin necesidad de esperar por otros y con tus propios recursos tanto en tiempo como económicos.

El haber descubierto que una técnica tan sencilla podía emplearla en los demás y sobre todo en mi misma, cambio mi vida y la de todas aquellas personas que he ido conociendo. No es necesario que inviertas grandes cantidades de dinero en mejorar tú cuerpo, e incluso no es necesario que salgas de casa para descubrir este estupendo tratamiento. **¿Comenzamos?**

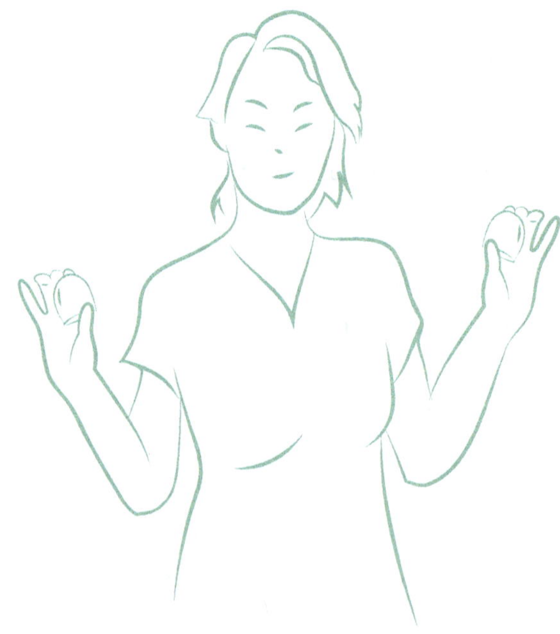

Como aplicar auto-cupping

Cuando realizas autocupping es conveniente comenzar por donde te sientas cómoda para empezar. Te recomiendo que lo hagas por el abdomen, aunque eso dependerá de cada uno de vosotros. Quizás ya hayas elegido que parte de tú cuerpo quieres mejorar, siendo así, dedícate solo a ella y cuando notes el cambio esperado con los días, puedes ir escogiendo zonas de tú cuerpo aleatorias a tú gusto. Sin embargo, aquí te daré algunas instrucciones por si quieres hacerlo de forma completa en un orden. Puedes empezar por el abdomen.

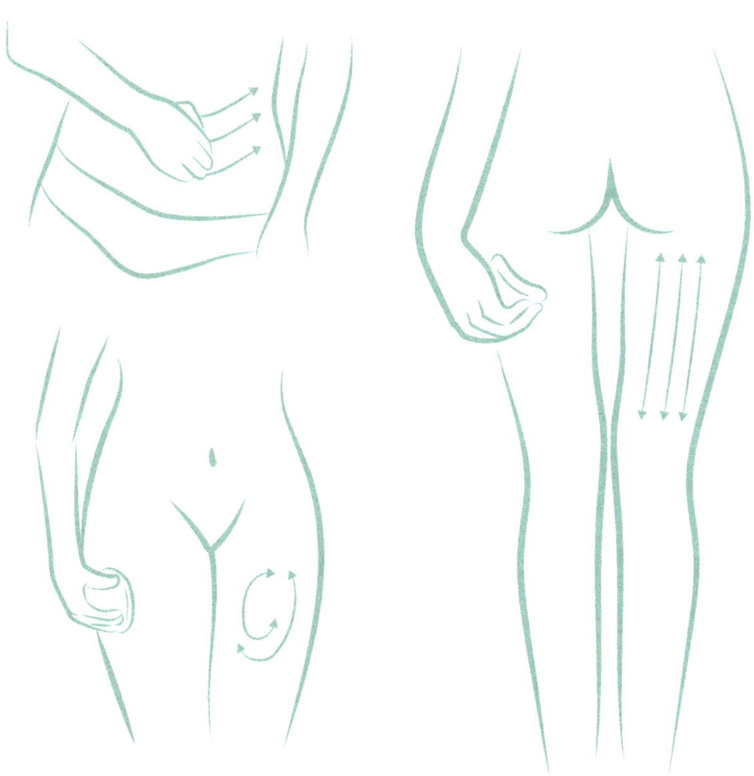

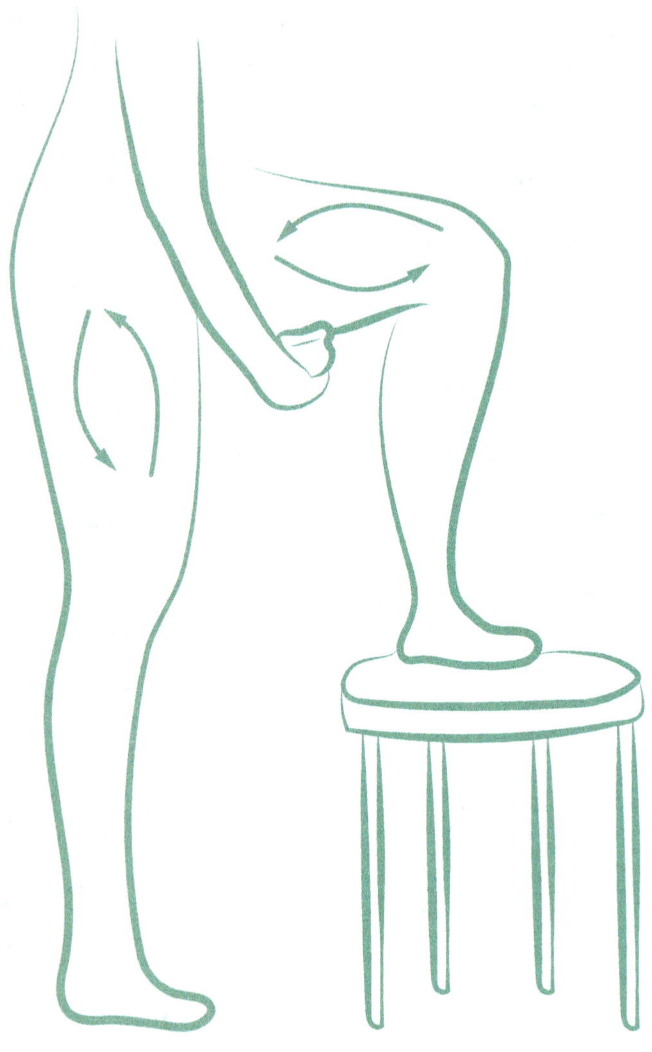

Capítulo 5. Hasta dónde llegaremos...

con las innumerables dietas, libros e información acerca de los alimentos, el sobrepeso y la salud.

Cuando era pequeña recuerdo que mi madre, mis tías y sus vecinas del barrio hablaban y compartían información en referencia a perder peso, buscando mejorar el aspecto de su piel y recurriendo a varios métodos para eliminar la llamada piel de naranja (celulitis). Conversaban y escribían a mano la dieta que se encontraba de moda y fuese la más eficaz para perder muchos kilos en poco tiempo o la crema corporal más efectiva del momento.

Los años han pasado y el mismo tema de conversación y tráfico de información se encuentra todavía en auge y tendencia, eso si, ya poco se utiliza un lápiz para escribir las dietas; hay videos y ordenadores que hacen la función. Creo que pasarán los años y dentro de muchos años más puede que sigamos hablando de lo mismo sin haber aprendido lo esencial en este tema tan importante.

Conversar y enseñar acerca de este tema puede ser tan fácil y tan difícil al mismo tiempo que solo te das cuenta de ello cuando tienes esa sensación de culpa u observas la misma en tus pacientes. Te preguntas con el tiempo cómo algo tan natural puede estar causando tanta depresión, ansiedad y culpa, e incluso mucha ira.

El tema de la alimentación puede crear una perdida de referencias en la vida que llevado esto a gran escala te puede desvincular del equilibrio con tu entorno y con tú propio contacto de lo que es para ti salud mental y física.

La cultura alimentaria y la dependencia en la cadena de suministros alimentarios es causa y efecto de tener en el día presente tanta desinformación educativa del hecho natural de alimentarnos. El tema referido al sobrepeso, los alimentos y la sensación de sentirnos culpables o preocupados o sentirnos sanos y vernos sanos, es lo que ocasiona que hasta nuestro día presente la comida sea vista como un castigo o un premio a nuestros esfuerzos. La dificultad del abordaje en este tema tiene la raíz en varios núcleos de concentración de fuerzas, uno de esos núcleos de fuerza se encuentra en la industria alimentaria, el otro núcleo de fuerza en la cultura propia del país donde vives, otro núcleo radica en la educación que recibes tanto en la escuela como en tú hogar y otro incluso el más importante al factor emocional propio, que vendrá siendo la suma en muchas ocasiones de los anteriores recibidos.

La industria alimentaria

Sí, hay que abrir los ojos, aquellos ojos coherentes y vivaces que no se dejan engañar. Aceptémoslo, son pocas las empresas dedicadas a la alimentación que realmente estén cuidando nuestra salud. Os invito a observar y a entender que encierra una etiqueta de un producto que se llame alimento.

Todo aquello que no sea el alimento, se convertirá en una carga pesada para nuestro organismo. Menos envases y más árboles, podría ser nuestro lema, tierra y campo es lo que falta y lo que cada vez menos tenemos. Si vives en un lugar en donde para tener que comer una fruta o verdura el único recurso que tienes se encuentra en el supermercado, te aviso que cuando ese supermercado deje de tenerlo, significa que quizás existan pocos árboles vivos para generarlos.

Factores Culturales

Seamos más coherentes, cada vez más se va perdiendo esta capacidad. La coherencia es aquella capacidad humana de ser honestos y lógicos, es decir, que actúas de acuerdo a lo que piensas, a lo que has comprobado según has relacionado una cosa con otra. El término quiere decir que tenemos la capacidad para observar una relación lógica entre dos cosas o elementos y que de esa relación observada no se produce contradicciones entre ambas.

Por qué hablo de la coherencia en los factores culturales, es muy simple, ¿Cuál es el país con mayor índice de obesidad? Sé que cada vez existen más países con índice de obesidad, pero Estados Unidos siempre ha estado en las primeras listas de países, aunque otros están alcanzándolo. ¿Cuáles son los países con un menor índice de obesidad? Podemos nombrar a dos países Japón e India, existen otros, pero nos quedaremos con estos.

Ahora me voy a tomar el permiso de aplicar pequeños ejemplos coherentes. Recuerdas la teoría de este libro antes descrita **"la teoría de menos y más"** Imaginemos que por algunos meses cambiamos toda la alimentación de Estados Unidos e implementamos la alimentación cultural de los Países Orientales como Japón e India, y estos países a su vez también cambian su alimentación y adoptan la cultura alimentaria de América en general (norte y sur). Por coherencia ¿qué pasaría?... ¡Espero que no hayamos todavía perdido esta capacidad de tener coherencias! (me incluyo).

Siendo así, me pregunto, y ¿si cambio mi alimentación y la forma que tengo de relacionarme con ella?, no estaría cambiando mi genética, o, y si ¿a los japoneses le cambio su cultura alimentaria e introduzco en sus platos el tipo de comida occidental americana?, donde priman el azúcar, las harinas y gaseosas, ¿estaríamos cambiando sus genes?

¿Aplicamos más coherencias?...

Tu mundo emocional.

Como psicoterapeuta puedo darte referencias de libros, autores e incluso cada vez más existen científicos en el mundo que constatan la importancia y la relación que existe entre los alimentos, la tierra, nuestra casa, nuestra madre e incluso nosotros como padres y como madres de aquellos que nos suceden.

En la práctica clínica a lo largo del tiempo he comprobado muchos aspectos de la salud, gracias a grandes libros desde los más antiguos, que son un tesoro para la vida, hasta los más modernos llenos de ciencia que hacen un guiño de ratificación a los más antiguos. Gracias a todas esas experiencias he podido evidenciar que existe entre **la alimentación y la existencia** un vínculo muy singular. El existir y no existir en esta proyección de nuestra vida está relacionada a nuestro vínculo con los alimentos.

Estos pequeños párrafos son solo una introducción a este amplio tema como lo es escribir acerca de los **trastornos alimentarios.**

Es un tema delicado y extenso, ya que cada persona es un mundo con vivencias propias y emociones únicas, más sin embargo, quiero que sepas que entiendo que si tienes algún trastorno en relación a la comida que ves, hueles y comes posiblemente haya una parte de tú vida que aún te falta sentir y disfrutar, y va en relación a saber nutrirte, a aceptar o no los alimentos que has recibido de tú madre o de tú casa de la infancia, o a aceptar que sí puedes disfrutar sin culpa y sobre todo a reconocer que sí te lo mereces.

No todos los lectores podrán entender este capítulo, ya que está escrito solo para ti cuyas palabras antes mencionadas han resonado de alguna forma con estas sensaciones antes descritas.

Los trastornos de la conducta alimentaria (TCA) se están agudizando y extendiendo cada vez más. Los motivos son varios, llegando a confundirse muchas veces la competencia con la salud, la baja auto-estima, el miedo a no ser querido, las excesivas ganas de sobresalir y acumular. Las expectativas de la figura perfecta están siendo cada vez más agresivas a la vista y esto está ocasionando que muchas personas confundan el no comer con ayuno, el comer con obesidad y tantas variantes psicológicas que incluyen a la alimentación con la vanidad corporal. Países del sur de América como Argentina o países orientales como Japón son referencias en estos trastornos, pero la lista es aleatoria y son sólo ejemplos actuales de este fenómeno que está extendiéndose hacia todo el mundo. Tanto la bulimia, la anorexia o el trastorno alimentario compulsivo son una lucha psicológica, en la cual la persona constantemente se encuentra con una conducta de desafío constante.

La educación.

Sabes por qué existen todavía tantos enfermos, tantas personas tristes y cada vez existen más personas que no son capaces de valorar lo que tienen. La educación puede darte la respuesta, pero no lo hará, porque el que educa en el colegio no es libre de hacerlo, y la trampa subyace en que la gran mayoría de ellos no se dan cuenta de ello.

¿En el colegio te han enseñado a cuidarte, te han enseñado la importancia de tomar agua, te han ayudado a entender el cambio de estaciones y como responde nuestro organismo a todos estos cambios?, ¿te han enseñado en tu colegio a tomar agua para evitar el estreñimiento, y te han ayudado a gestionar tus miedos para evitar ansiedades o depresiones?, ¿te han enseñado a cultivar tus propios alimentos, te han enseñado en la práctica, a reconocer dónde se encuentra cada órgano y cada músculo de tú cuerpo, te han ayudado a percibirte, a reconocer tus emociones, a decirte lo importante que es ser amado y amar y que sigas tus gustos e intereses y los cultives con esmero?

¿En nuestras escuelas nos enseñan a vivir y a crecer aportándonos herramientas para poder aportar sucesivamente a nuestros descendientes? Si todavía creemos que el corazón está en el lado izquierdo del cuerpo, créeme, no hemos aprendido nada. La educación es una cadena, si no lo aprendemos no lo podemos transmitir a nuestros hijos y alumnos.

Es mucho más importante saber qué vitaminas y proteínas puede tener una manzana que memorizar cuántos ríos tiene el país dónde se vive. Es más urgente aprender qué contiene una gaseosa y qué parte de mi cuerpo la digiere, que memorizar las fechas de las constituciones de los países. No estoy en contra del aprendizaje en general, pero si un ser humano, es un ser humano enfermo tendrá pocas probabilidades de disfrutar y conocer ese río.

Si nos importan realmente las personas y queremos de verdad países prósperos y fuertes, el camino que nos están obligando a seguir es para obtener todos los resultados contrarios. Si te encuentras leyendo este párrafo y has llegado hasta aquí, te felicito, sé que a partir de ahora tendrás más convicción de transmitirte a ti mismo y a su vez a los demás que el camino para generar cambios, la gran mayoría de las veces es volver a empezar desde cero, hay historias y libros que hay que volver a construir, vaciar el vaso de su contenido para llenarlo con otro contenido más nuestro, más simple, con la convicción plena de que no hacen falta tantos artilugios tecnológicos, ni grandes o diversos ingredientes en la cocina para alimentarnos y cuidarnos sanamente.

"Permitamos re-conocer que aprendemos más con el silencio, que delante de tanta información abusivamente creada. Te invito a volver a empezar, comienza contigo, vales mucho."

El autor

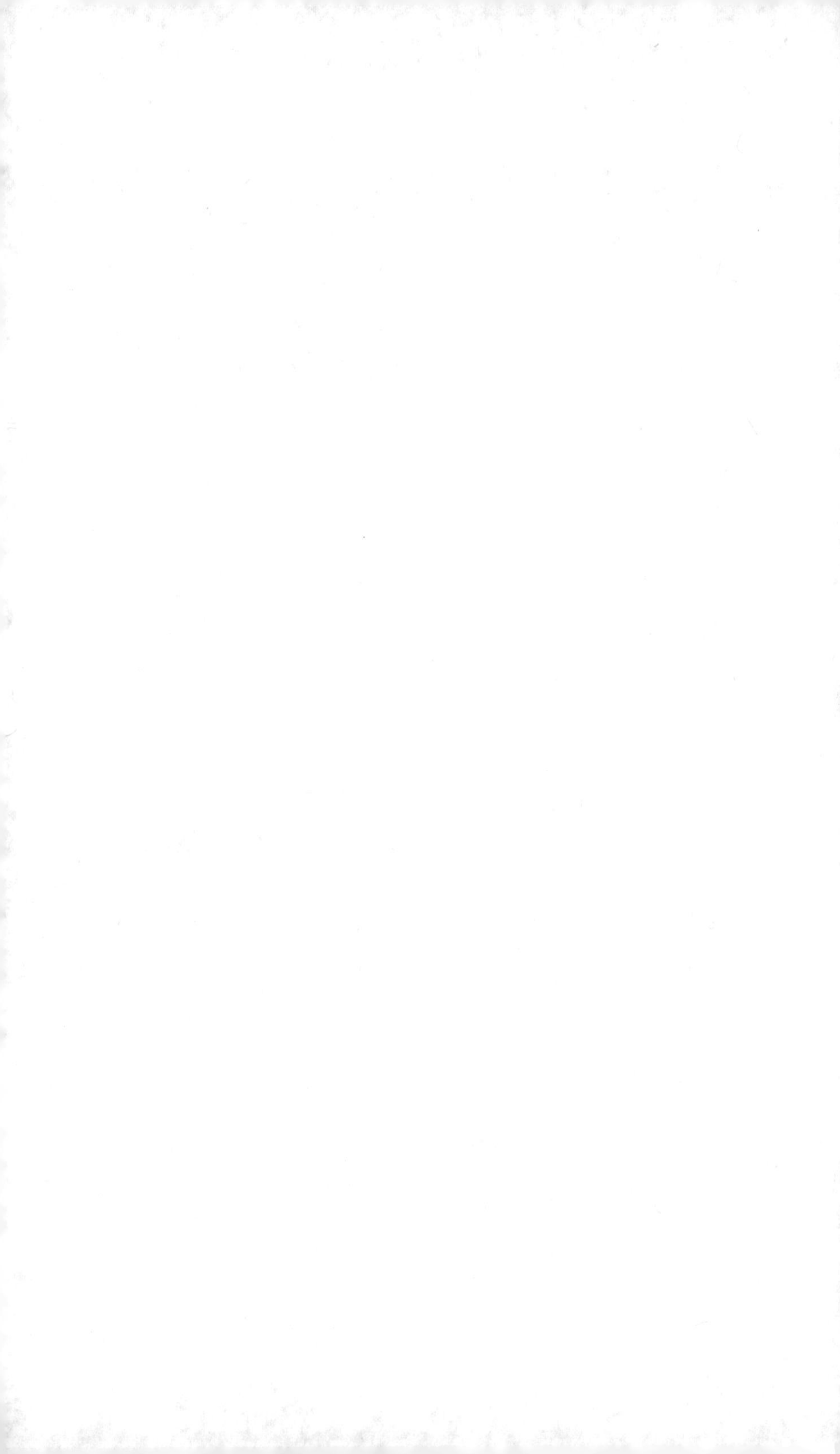